Tous les ans, la Tuberculose tue 150 000 person.
population égale à celle de Rouen ou de Nantes.

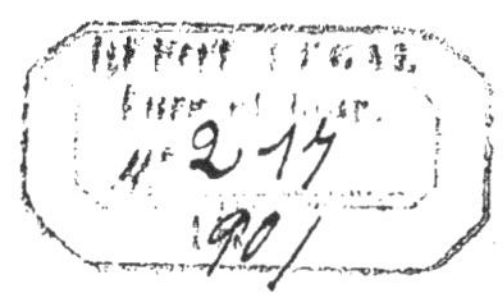

L'Œuvre Antituberculeuse

BULLETIN TRIMESTRIEL

DES SANATORIUMS POPULAIRES ET DES SOCIÉTÉS DE BIENFAISANCE
FONDÉS EN FRANCE POUR LA LUTTE
CONTRE LA TUBERCULOSE ET L'ASSISTANCE AUX TUBERCULEUX PAUVRES

Directeurs : MM. les Drs SERSIRON et DUMAREST

De la nécessité de créer à Nantes une Œuvre antituberculeuse pour la défense contre la tuberculose

Par le Dr G. BERTIN
MÉDECIN DES HOPITAUX
MEMBRE CORRESPONDANT DE L'ACADÉMIE DE MÉDECINE
MÉDECIN DES ÉPIDÉMIES

PARIS
GEORGES CARRÉ ET C. NAUD ÉDITEURS
3, RUE RACINE, 3
—
1901

DE LA NÉCESSITÉ DE CRÉER

A NANTES

UNE ŒUVRE ANTITUBERCULEUSE

POUR

LA DÉFENSE CONTRE LA TUBERCULOSE

Par le Dr G. BERTIN

MÉDECIN DES HOPITAUX
MEMBRE CORRESPONDANT DE L'ACADÉMIE DE MÉDECINE
MÉDECIN DES ÉPIDÉMIES

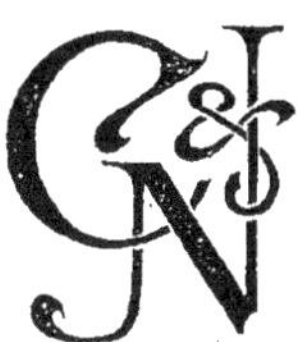

PARIS
GEORGES CARRÉ ET C. NAUD, ÉDITEURS
3, RUE RACINE, 3

1900

INTRODUCTION

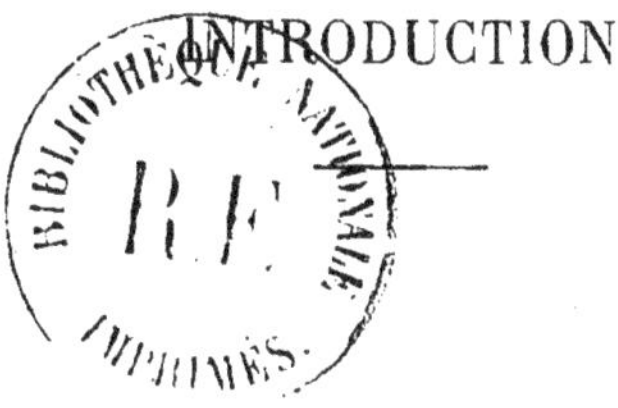

Le développement continu et progressif de la tuberculose dans toutes les classes, la mortalité considérable qui en est la conséquence, permettent de considérer cette terrible maladie comme un véritable fléau social, contre lequel il faut lutter immédiatement et avec énergie par tous les moyens que la science met à notre disposition.

En Allemagne, en Suisse, en Russie, en Angleterre, on a compris la nécessité de s'organiser et d'établir une défense sérieuse. En France, les pouvoirs publics commencent à s'émouvoir ; mais dans tous ces pays, où la lutte est engagée énergiquement, on a constaté que les gouvernements étaient dans l'impossibilité d'agir promptement et suffisamment : aussi, *c'est l'initiative privée,* qui, dans tous ces pays, a pris la tête du mouvement, l'a organisé, et a créé les œuvres défensives.

En présence de cette situation, nous avons cru devoir, devant l'offre d'un concours financier important, faite par un de nos compatriotes, nous associer à sa pensée humanitaire, et créer une œuvre antituberculeuse ayant pour but l'organisation d'une lutte contre la tuberculose, par tous les moyens défensifs et curatifs que la science met à notre disposition.

Pour cette étude, nous avons trouvé un appui sérieux, dans les paroles d'encouragement qui nous ont été données par M. Monod, directeur de l'Assistance publique de France, dans les conseils si bienveillants qui nous ont été prodigués par l'honorable M. Sabran, président du Conseil général des hôpitaux de Lyon, principal fondateur du sanatorium d'Hauteville, dans les avis scientifiques que nous devons à la bienveillance de M. le Dr Letulle, médecin de l'hôpital Boucicaut, si admirablement organisé pour les soins à donner aux tuberculeux.

Nous ne pouvons non plus oublier l'offre si gracieuse de M. le Dr L. Petit, médecin, directeur de l'hôpital des tuberculeux d'Ormesson, de mettre toute son expérience au profit de l'œuvre à laquelle nous voulons collaborer.

Enfin, nous avons trouvé dans les rapports si remarquables de M. le Dr Brouardel, dans les études si bien faites de MM. les Drs Letulle, Reille, Sersiron, Bauvallon, dans les travaux de notre très honoré maître M. le Dr Hérard, les renseignements les plus précieux sur la création et l'organisation des moyens à employer pour établir la lutte contre la tuberculose.

Aussi est-ce avec un profond respect que j'adresse à tous ces maîtres l'expression de mes sentiments réconnaissants pour la conviction qu'ils ont, par leurs travaux, apportée dans mon esprit, de l'utilité et de la nécessité absolues de créer, en présence de ce danger social, cette œuvre antituberculeuse pour laquelle nous demandons l'appui moral et le concours financier de tous nos concitoyens.

25 octobre 1900.

Dr. G Bertin.

Lorsqu'une grande épidémie est annoncée : variole, choléra peste, l'opinion publique s'affole, elle réclame aussitôt une protection, et sous sa pression qui devient irrésistible, le gouvernement est obligé de prendre des mesures sanitaires, souvent plus sévères que le danger ne l'exige, mais qui sont cependant respectées et exécutées par la population.

Les épidémies de choléra asiatique, les plus formidables, celles qui causèrent dans ce siècle la plus grande terreur, furent celles de 1832, 1848, 1849, 1853, 1854 et au cours de ces épidémies la mortalité fut la suivante :

1832.	102 739 décès.
1848-1849..	100 661 —
1853-1854..	143 478 —

Cette mortalité semble énorme ; cependant elle est beaucoup moins considérable que celle qui, chaque année, reconnaît pour cause la tuberculose pulmonaire.

Comment expliquer cette indifférence, cette inertie du public, en face d'un fléau aussi redoutable que la phtisie pulmonaire, qui provoque une mortalité beaucoup plus considérable que celle qui est déterminée par l'explosion d'une grande épidémie exotique.

Le choléra, la variole, la peste, le typhus sont des maladies subites, rares, prenant l'individu en pleine santé, au milieu de ses occupations et le tuant en quelques jours, en quelques heures même, avec un grand fracas. La tuberculose est connue du public, chacun a eu soit des parents, soit des amis qui ont succombé à cette affection ; chacun a pu en suivre la marche lente et progressive, ce qui fait que l'on arrive à considérer la tuberculose comme une maladie inévitable appelée d'une façon normale et habituelle à mettre un terme au cours de l'existence.

Dans son rapport adressé à M. le Président du Conseil des ministres, au nom de la commission chargée d'étudier les moyens de défense contre la tuberculose. M. le Dr Brouardel disait: « C'est contre cette indifférence, contre cette inertie, qu'il faut réagir; c'est pour sortir de cette torpeur qu'il faut montrer tout le danger que fait courir à notre pays la marche continue et progressive de la tuberculose, qui constitue dès aujourd'hui un péril national et qui, si elle n'est pas enrayée, deviendra fatalement le plus grand fléau de l'humanité. »

Notre grand historien Michelet a écrit : « Les races latines sont destinées à disparaître par la phtisie ». Laisserons-nous accomplir cette prophétie sans lutter ? Nous ne le croyons pas, car nous avons maintenant à notre disposition des moyens pour arrêter la marche et le développement de cette terrible affection.

Établissons tout d'abord, à l'aide de statistiques officielles, les chiffres exacts de la mortalité annuelle en France par tuberculose :

Mortalité annuelle en France.

Chaque année, il se produit en France. . . .	850 000 décès.
Sur lesquels la tuberculose a déterminé. . .	150 000 —

Près du 5e.

Si tous ces décès se produisaient dans une seule collectivité, dans une seule grande ville, on verrait que la tuberculose ferait disparaître complètement, chaque année, une ville aussi peuplée que Toulouse, que Rouen et Nantes. Ces chiffres prouvent que la tuberculose fait chaque année plus de victimes que la plus terrible des épidémies de choléra en 2 ans — (1853-1854 = 143 478 décès).

Cependant personne ne s'en émeut.

Voyons pour Nantes, en 1899.	2 414 décès.
Sur lesquels la tuberculose a déterminé. . . .	497 —

Soit le 5e environ.

Nous ne sommes donc pas plus favorisés que les autres villes et il nous appartient de réagir avec énergie.

Mais il ne suffit pas de montrer le mal, il faut savoir y apporter le remède et en même temps démontrer qu'il est bon et qu'il produira d'heureux résultats. Ces résultats sont certains et on peut les obtenir si on veut, par une entente complète de l'initiative privée, avec les corps électifs, avec l'État, marcher unis, pour la réalisation d'un programme nettement défini.

C'est donc une Association, une ligue que nous voulons fonder pour créer l'œuvre antituberculeuse, afin de lutter contre la tuberculose.

Mais pour bien connaître nos moyens d'action il est nécessaire d'établir très nettement les caractères de cette affection qui peuvent se résumer en 3 propositions :

1° La tuberculose est une maladie *contagieuse*;

2° Elle est donc *évitable* puisque l'on sait comment s'opère la contagion ;

3° La tuberculose est *curable*. « Elle est la plus curable des maladies chroniques », a dit le Dr Grancher.

1° *La tuberculose est une maladie contagieuse.*

1865. Villemin. — Le 5 décembre 1865. Un médecin militaire français, Villemin, apportait devant l'Académie de médecine les résultats des expériences suivantes :

Il arrosait de la ouate avec des crachats de tuberculeux qu'il laissait ensuite se dessécher, puis il laissait cette ouate piétiner par des cobayes. Bientôt tous ces cobayes devenaient tuberculeux. Villemin proclamait ainsi la contagiosité des crachats tuberculeux :

1892. Cornet. — Cette expérience a été reprise dernièrement par M. Cornet de la façon suivante : Il a semé sur un tapis des crachats tuberculeux et versé de la cendre sur ces crachats ; 48 cobayes ont été enfermés dans cette chambre, sur le tapis même, et à diverses hauteurs sur des planches ; puis M. Cornet a balayé rudement le tapis, de façon à projeter dans la chambre la poussière des cendres mélangées aux crachats. Sur 48 cobayes, 46 sont devenus tuberculeux.

Ces 2 expériences démontrent donc que les crachats desséchés, que les poussières mélangées à ces crachats desséchés peuvent contaminer les animaux ou les personnes qui les respirent.

Villemin avait donc démontré le pouvoir contagieux des crachats tuberculeux, mais il n'avait pas isolé l'agent pathogène, qui contamine et produit la tuberculose. L'honneur en revient au médecin allemand Koch.

1882. Koch découvrit en mai 1882 le bacille qui porte son nom et qui, contenu dans les crachats tuberculeux, va avec les poussières de ces crachats porter le germe de la maladie dans la poitrine de ceux qui absorbent ces poussières par la voie respiratoire.

Aujourd'hui l'étude de ce microbe est complète : ainsi on sait que l'air expiré ne contient pas de bacilles. Seuls les crachats ou les suppurations en contiennent, aussi seuls les crachats ou les suppurations sont dangereux, parce que desséchés, ils flottent dans l'atmosphère à l'état poussiéreux renfermant toujours le bacille : or, il est démontré que ces crachats desséchés ou ces poussières séjournant sur les parois de la chambre d'un phtisique, sur les meubles, sur le plancher, y gardent longtemps leur virulence, pendant des mois ou des années. Sont également dangereuses, mais à un degré moindre, les particules de salive de tuberculeux projetées en parlant, en toussant, en riant.

D'où cette conséquence : le balayage des appartements favorisant la diffusion des poussières doit être remplacé par un nettoyage humide.

On sait aussi que la lumière solaire détruit très vite en quelques heures le bacille de Koch, tandis que la lumière diffuse agit moins rapidement.

D'où la nécessité d'avoir le plus possible de soleil dans son appartement. Car le proverbe persan dit vrai : Quand l'air et le soleil ne pénètrent pas dans une maison, le médecin y entre souvent.

Ce proverbe est affirmé scientifiquement par des expériences de Jousset qui inocula à des cobayes des crachats de tuberculeux qui avaient été préalablement exposés à la lumière solaire ou à la lumière diffuse et qui vit que ceux inoculés par les crachats exposés à la lumière solaire, restaient indemnes ou du moins présentaient une survie considérable, bien que l'on retrouvât le bacille au point d'inoculation.

Donc : l'exposition à la lumière stérilise au moins en partie les crachats tuberculeux.

Enfin il est démontré que le bacille pénètre par 2 voies :

1° Par les voies digestives ;

2° Par les voies respiratoires :

1° Par les voies digestives ; dans ce cas il existe une tuberculose fermée, ganglionnaire, osseuse, viscérale, mais dont les bacilles sont prisonniers dans les tissus et par conséquent inoffensifs pour des tiers, d'où cette conséquence que cette tuberculose n'offre aucun danger de contagion.

On doit cependant appeler l'attention sur cette contagion par l'intestin.

Expérimentalement il est démontré que l'on peut tuberculiser des animaux en leur faisant absorber des matières tuberculeuses. Les recherches ont alors porté sur la viande et sur le lait.

Une première question se pose alors :

La viande des animaux tuberculeux est-elle dangereuse ?

D'une façon générale, le bétail atteint de tuberculose n'est pas livré à la boucherie. Dans les grandes villes le service sanitaire des abattoirs et des halles empêche ces viandes d'être livrées au public et pour les viandes foraines l'inspection des poumons est toujours une garantie suffisante, mais le danger peut exister pour les viandes fournies dans les communes où il n'existe ni abattoir, ni inspection sanitaire ; aussi dans les cas de doute, il vaut mieux se priver de manger des viandes saignantes, et il suffit que l'intérieur du morceau cuisiné ait une couleur franchement gris rosé pour faire cesser tout danger.

Quant au lait on peut dire que le lait fourni par une vache dont tous les organes sont contaminés peut donner la tuberculose ; dans ce cas l'inspection sanitaire des étables devrait être faite régulièrement, mais la loi qui règle cette inspection n'est pas encore appliquée pas plus pour les étables que pour les boucheries rurales, à cause de difficultés budgétaires.

Il en est de même du lait fourni par une vache atteinte de mammite tuberculeuse ; des observations sérieuses permettent d'affirmer que des enfants ont succombé à des accidents d'origine tuberculeuse provoqués par l'usage continu d'un lait contaminé fourni par une vache ayant sur le pis une érosion tuberculeuse succédant à une mammite tuberculeuse.

Dans tous les cas, il est prudent de faire toujours usage pour les enfants d'un lait ayant bouilli, c'est-à-dire stérilisé dans une forte mesure.

2° Par les voies respiratoires ; mais alors cette pénétration est bien plus dangereuse, car dans cette tuberculose pulmonaire, nous savons que le tuberculeux ne conserve pas la claustration du bacille, si une ulcération se produit dans le point où le bacille est enfermé ; le sujet arrive à expectorer, dans ses crachats, dans sa suppuration, des millions de bacilles qui répandus autour du malade, contaminent les objets et les personnes qui l'entourent.

Ainsi premier point à noter :

Le tuberculeux qui crache a la tuberculose ouverte, d'où notre premier conseil :

Se défendre des crachats ou les rendre inoffensifs en les jetant dans une solution de sulfate de cuivre ou de sublimé.

Action des crachats. — Pour affirmer cette vérité, je pourrais citer des exemples de propagation de la tuberculose, par l'absorption de poussières bacillaires éliminées par le voisinage d'un tuberculeux, 3 exemples suffisent :

1er cas. — Celui d'un de nos concitoyens, dont le fils travaillait dans un bureau, comme voisin d'un tuberculeux expectorant. Atteint à son tour de toux tuberculeuse il fut guéri par son envoi dans un sanatorium ;

2° cas. — Celui d'un industriel fort connu, dont le fils devint très malade de tuberculose, à la suite d'un voisinage prolongé à l'atelier, d'un ouvrier tuberculeux ;

3° Dans une étude de notaire, il y eut, à un moment donné, un clerc atteint de tuberculose pulmonaire ; il avait deux fâcheuses habitudes. En premier lieu, il mouillait son doigt pour tourner les feuillets des dossiers qu'il compulsait et en second lieu, étant arrivé à la période de la tuberculose ouverte et toussant beaucoup, il crachait dans un crachoir rempli de sable sec qui se trouvait fort mal placé auprès d'une bouche de calorifère. L'air chaud desséchait rapidement les crachats et les bacilles, mêlés à la poussière, voltigeaient en grand nombre dans la pièce où plusieurs jeunes gens travaillaient en commun.

Le résultat ne se fit pas attendre : en une année, on eut à constater dans cette étude six cas de phtisie aiguë.

Je pourrais multiplier ces exemples à l'infini.

Vous le voyez, partout où l'homme vit en commun, enfant à l'école, adolescent ou adulte, à l'atelier, à l'église, partout où l'on tousse, partout où l'on crache la tuberculose guette sa victime.

Cela semble simple : cracher au hasard est réputé malpropre et le public se laisse cependant trop facilement aller à cet acte qu'il considère peut-être comme inconvenant, mais non comme dangereux et cependant nous le proclamons hautement : la contagion s'opère très souvent par l'intermédiaire des crachats desséchés.

Nous ne voulons pas ici entrer dans l'énumération des mesures hygiéniques qui ont été proposées, soit par des arrêtés municipaux, comme à New-York, à la Nouvelle-Orléans, soit par une éducation spéciale donnée aux élèves dans les écoles, soit par l'établissement de crachoirs particuliers ; ce sujet nous entraînerait trop loin ; une conférence sur la prophylaxie de la tuberculose fera bien mieux connaître les mesures à prendre. Retenons seulement ceci : le crachat d'un tuberculeux est l'agent le plus actif de la contagion.

On comprend alors que dans les logements encombrés la tuberculose se multiplie. En effet dans ces logements le nombre des contacts dangereux est augmenté en raison de l'étroit espace accordé à chaque habitant. N'avons-nous pas sous les yeux le triste tableau suivant :

Un ouvrier vit à l'aise dans une ou deux chambres avec sa femme et ses enfants ; il est pris de tuberculose : sa femme le soigne avec un dévouement qui est une règle. Elle lutte pour subvenir aux besoins de la famille, les ressources s'épuisent, la maladie du mari s'aggrave, la misère s'abat avec ses privations sur la mère et les enfants. Cette dernière tombe malade, contaminée par son mari ; tous deux prennent le chemin de l'hôpital, les enfants sont recueillis par l'assistance qui les reçoit inoculés eux-mêmes et voués à la mort ou aux infirmités.

C'est le fait que nous, médecins, nous voyons chaque jour et de ce simple foyer primitif rayonnent les germes qui s'étendent de plus en plus et viennent frapper les classes riches dans leur aisance.

Vous savez ce que sont, dans les maisons bourgeoises, les chambres des domestiques ; ce sont généralement le plus souvent des pièces de 2 mètres à 2m,50 sur 2 mètres de haut. Très souvent dans ces logements exigus habitent des jeunes filles, à peine acclimatées à la ville, habituées au grand air de la campagne. Mal reposées, elles dorment peu, au bout de quelques mois elles sont anémiques, puis deviennent tuberculeuses au bout d'un an ou deux et pendant toute cette durée, le contact journalier avec les maîtres de la maison donne l'infection et après une résistance plus grande à l'infection, en raison des soins meilleurs, la jeune fille ou le fils de la maison sont aussi envahis par le bacille meurtrier et, suivant leur degré de résistance, on voit successivement tous les membres de cette famille aisée payer aussi leur tribut.

Ainsi nous trouvons donc le point de départ de la propagation dans les logements insalubres, d'où rayonnent les germes meurtriers qui vont en se diffusant répandre la mort au loin et dans toutes les classes de la société.

M. Brouardel dit avec raison : Il est incontestable que l'habitation insalubre, celle qui est notamment humide et privée de lumière, constitue le milieu primitif dans lequel se développe le plus facilement le bacille de Koch et d'où partent, en se diffusant, les germes propagateurs de la maladie.

C'est donc la maison insalubre qu'il faut viser ; l'assainir si cela est possible, la faire disparaître si les causes d'insalubrité sont incompatibles avec la vie des habitants, enfin il faut veiller à ce que l'on n'en construise plus dans de telles conditions.

M. Brouardel déclare que M. Martin mettant à contribution les casiers sanitaires des maisons de Paris a prouvé que certaines maisons sont des foyers permanents de tuberculisation.

Si nous osions faire connaître le résultat du casier sanitaire des maisons de Nantes, on serait surpris de voir certaines maisons être toujours des foyers permanents de tuberculisation. Mais nous ne pouvons citer ces maisons ; car les propriétaires pourraient nous intenter un procès comme ayant causé un dommage à leurs immeubles.

Nous devons à l'obligeance de notre collègue, M. le directeur du Bureau d'hygiène, le tableau suivant qui confirmera ce que nous avançons :

MORTALITÉ GÉNÉRALE ET TUBERCULEUSE DANS DIX RUES OUVRIÈRES POUR 1 000 HABITANTS

	GÉNÉRALE	TUBERCULEUSE
Rues du Marchix.	33,60	9,40
Hauts-Pavés.	35,95	8,30
Saint-Similien. . . .	38,80	8
Hautière.	39,40	5,50
Hermitage.	23,05	4,30

Esprit-des-Lois. . . .	49,90	13,62
Capitaine Corhumel. .	46,80	13,60
Montaudouine. . . .	52,56	19,71
Courtine.	42,80	14,28
Cardine.	44,60	17,80

Remarquez la faible mortalité de la rue de l'Hermitage qui, bien que peuplée de ménages pauvres, est toujours exposée à un air pur et au soleil.

MORTALITÉ GÉNÉRALE ET TUBERCULEUSE DANS DIX RUES BOURGEOISES POUR 1 000 HABITANTS

	GÉNÉRALE	TUBERCULEUSE
Rues Crébillon.	13,80	1,78
Francklin.	11,50	3,08
Gresset.	10,80	2,50
J.-J. Rousseau. . . .	13,90	2,40
Racine.	14,11	3,52
Santeuil.	17,50	4,59
Calvaire.	12,60	1,70
Avenue Camus.	12,60	1,40
Rues Dugommier.	14,16	2,39
Copernic.	20,60	2,56

Pourquoi ces logements insalubres restent-ils toujours des foyers permanents de tuberculisation, c'est que d'abord la désinfection n'est jamais pratiquée, soit à un décès, soit à un déménagement, parce que l'habitude de désinfecter n'est pas acceptée par tout le monde, ensuite parce que la désinfection pour tuberculose n'est pas obligatoire.

Ajoutez à toutes ces conditions celles qui résultent de l'encombrement qui rend si difficiles les soins de propreté, car la plupart de ces maisons insalubres n'ont pas l'eau à la disposition des locataires.

Nous demandons pour tous ces ménages pauvres la propreté, seul moyen de se garantir du bacille par des lavages fréquents du sol, des vêtements, des objets journaliers.

Les Anglais ont compris le rôle néfaste des logements insalubres et peu à peu sous la pioche du démolisseur et par une série d'actes administratifs successifs disparurent ces maisons sordides sans air, humides, sans soleil où croupissait toute une population de prolétaires voués à l'infection bacillaire. Ils tâchent d'assainir le plus possible non seulement leur maison, mais leur rue, leur quartier.

Les propriétaires s'associent pour prévenir toute négligence qui exposerait son auteur et ses voisins aux dangers d'une maladie : aussi le prix des loyers est en raison directe de la bonne réputation de salubrité de la maison.

Des inspecteurs de la Santé publique sont désignés pour visiter les diverses maisons et imposer aux propriétaires les réparations utiles. Aussi sous l'influence de ces sages règles hygiéniques adoptées par la population, a-t-on vu immédiatement la mortalité par la tuberculose diminuer d'une façon notable dans les contrées anglaises qui se soumettaient à ces conditions hygiéniques ?

En effet, si on compare les chiffres de la mortalité par la tuberculose chez les Anglais, dans ces dernières années avec ceux qui ont été observés dans les autres pays, on voit :

En Angleterre,	la mortalité	représentée par. . .	1
En Allemagne,	—	— . . .	2
En France,	—	— . . .	3
En Russie,	—	— . . .	4

En France, nous sommes loin d'accepter et de comprendre l'utilité de ces réformes. Mais comment arriver à assainir ces logements insalubres ?

La loi du 13 avril 1850, sur les logements insalubres, ne permet pas une intervention sérieuse. Aussi les résultats obtenus par les commissions municipales des logements insalubres sont-ils nuls.

Un nouveau projet de loi est soumis aux Chambres ayant pour objet la protection de la santé publique, et les moyens d'arriver à faire disparaître les causes d'insalubrité des habitations. — Cela est parfait, mais il y a un inconvénient réel que je dois vous signaler. — C'est que le projet de loi dont je vous parle a été adopté par la Chambre des députés, mais le Sénat s'est divisé sur les articles qui concernent précisément les logements insalubres. Aussi, si nous attendons le vote de cette loi par les deux Chambres, puis la promulgation, puis son application, nous avons des chances pour que pendant plusieurs années encore la tuberculose trouve un asile protecteur dans ces maisons insalubres, contre lesquelles nous ne pouvons rien faire quand nous voulons nous servir de l'arsenal législatif ou administratif.

La défense que nous voulons établir nous intéresse tous, puisque chacun, à tour de rôle, peut être infecté par une victime de ces logements contaminés. Notre intérêt individuel, l'intérêt général, ne commandent-ils pas à chacun de nous d'agir de sa propre initiative, de sa propre volonté, pour commencer de suite, sans attendre, une organisation défensive ? Vous voyez ce que nous devons attendre de l'État. — Agissons nous-mêmes et vite.

M. le Dr Joüon dans une prochaine conférence vous parlera de ces logements insalubres, de leurs effets désastreux sur la santé publique, sur la démoralisation qui en est la conséquence et en même temps il vous proposera le remède. — Certes, avec son projet, toutes les maisons insalubres ne seront pas disparues, mais nous aurons montré un exemple qui ne tardera pas à être suivi et peu à peu, chaque année, nous apporterons une pierre à l'édifice de défense et nous aurons ainsi sauvé de la mort inévitable des gens condamnés par leur séjour prolongé dans ces logements.

Le projet de M. le Dr Joüon nous permettra ainsi d'engager la lutte sur son véritable terrain : détruire le foyer permanent, faire entrer le soleil, l'air, développer la propreté ; aussi avec ce projet que, j'en suis convaincu, vous approuverez, nous ferons tous nos efforts pour obtenir une distribution gratuite et abondante d'eau pure pour les ménages pauvres et en même temps pour obtenir des gratifications sérieuses, comme primes de propreté, à tous les ménages qui auront appliqué avec persévérance et succès nos règles hygiéniques.

Alcoolisme. — Nous venons d'indiquer les principales lignes qui permettent de se rendre compte de la grande contagiosité de la tuberculose, mais pour cette maladie, comme pour toutes les maladies contagieuses, tous les sujets ne sont pas fatalement voués à la tuberculose, bien qu'ils vivent dans un milieu contaminé.

Semez sur le roc, disait Trousseau, vous n'aurez pas de récolte, semez sur du terreau, vous en aurez une abondante.

Il en est pour la tuberculose, comme pour toutes les maladies contagieuses.

Pour toutes les maladies contagieuses la résistance personnelle du sujet est souvent la cause qui le fait échapper à l'influence morbide du milieu dans lequel il vit; mais tout ce qui portera atteinte à la vigueur de l'individu exposera celui-ci à contracter plus facilement la tuberculose. Certes, nous pouvons affirmer que certaines maladies telles que l'influenza, la pleurésie, la pneumonie, la rougeole, la bronchite, augmentent les chances de réceptivité, mais avant toute autre cause citons l'alcoolisme.

M. le Dr de Lavarenne a fait de cette question une étude absolument impartiale.

Il pose d'abord les 3 questions suivantes :

1° Existe-t-il un rapport de cause à effet entre le développement de l'alcoolisme et celui de la tuberculose?

2° Si ce rapport existe, quelle est sa valeur ?

3° L'influence de l'alcoolisme sur la tuberculose étant établie, quels moyens à employer pour la combattre ?

Nous répondons à la première question — Oui, car — Bell, de New-York, Krauss, de Liège, Launay, du Havre, Lanceraux, de Paris, ont établi nettement le rôle *phtisiogène* de l'alcool. L'alcool fait le lit de la tuberculose, dit Landouzy, la phtisie se prend sur le zinc, dit Hayem :

Au point de vue clinique, l'influence de l'alcool sur le développement de la tuberculose a force de loi et, suivant M. de Lavarenne, on peut dire que les lésions produites chez le buveur ont une évolution qui aboutit à la prédisposition à la tuberculisation.

Or, M. de Lavarenne interprétant les statistiques de la consommation des absinthes, liqueurs et autres spiritueux composés et tenant compte de l'âge et du sexe, a pensé que l'on pouvait attribuer aux femmes et aux enfants de 0 à 20 ans un tiers de la consommation. *Il en résulte qu'un homme adulte français boit en moyenne par an 40 litres d'alcool à 100°.*

Si maintenant on recherche quelle est la dose alimentaire non nuisible pour un adulte d'une boisson hygiénique, on peut l'estimer à 1 litre de vin par jour. En supposant que le titre alcoolique de ce vin soit à 6°, la quantité d'alcool à 100° consommée dans une année s'éleverait à 20 litres.

On voit alors que cette quantité est la moitié environ de la quantité absorbée chaque année par un adulte français. Ajoutons que dans l'usage du vin, l'alcool consommé venant de la fermentation de produits naturels est pur et ne présente pas les effets toxiques des liquides alcooliques artificiels fabriqués avec des alcools de tête où de queue dont le mauvais goût est marqué par des essences aromatiques.

C'est donc entre ces deux termes, 20 litres d'alcool naturel et 40 litres d'alcool artificiel, dans l'usage de ces boissons alcooliques artificielles que l'on trouve le terrain réservé à l'alcoolisme ; aussi tout homme qui se placera dans les conditions que nous venons d'énumérer arrivera fatalement aux conséquences pathologiques formulées par M. de Lavarenne.

Pour la 2e question, si ce rapport existe, quelle est sa valeur ?

Cette valeur, nous pouvons l'évaluer par les chiffres suivants fournis par M. Baudran de Bauvais : ainsi, établissant la comparaison de la consommation d'alcool par département et la mortalité moyenne par tuberculose, il prouve que dans

	PAR HABITANT			PAR TUBERCULOSE
Un département	—		on constate	—
où se consomme	12,47	d'alcool,	par 10 000 hab.	30 à 40 décès.
—	13,21	—	—	40 à 50 —
—	14,72	—	—	50 à 60 —
—	16,80	—	—	60 à 70 —
—	17,16	—	—	70 à 80 —
—	17,80	—	—	80 à 90 —
—	30,70	—	—	90 et au-dessus

Remarquez que le chiffre des décès tuberculeux augmente parallèlement au chiffre indiquant la quantité d'alcool absorbée par chaque habitant et quand la quantité d'alcool arrive au chiffre de 30 litres par an, le chiffre des décès s'élève immédiatement d'une quantité considérable.

Tathan, dans son travail sur la mortalité professionnelle, démontre que la mortalité générale moyenne est deux fois et demie plus forte dans les professions de brasseur, d'aubergiste et employés des professions où l'on consomme le plus d'alcool et dans ce chiffre de mortalité générale la phtisie y entre pour beaucoup :

ainsi, si on considère la mortalité moyenne par phtisie comme représentée par 100, celle des garçons de cabaret, des employés buvant beaucoup, est représentée par 257.

M. de Lavarenne faisant une enquête analogue dans un dispensaire de Belleville est arrivé au même résultat.

Tous ces faits montrent à l'évidence l'action phtisiogène de l'alcoolisme.

Voyons pour la 3e question : quels moyens à employer pour combattre l'alcoolisme.

Les moyens proposés pour combattre l'alcoolisme reposant sur des dispositions législatives qui ne sont pas d'accord avec les intérêts économiques des grands industriels du Nord, qui fournissent les alcools les plus dangereux, ni avec les recettes budgétaires, nous pourrions attendre longtemps avant d'arriver à une solution pratique, aussi croyons-nous que c'est encore à l'initiative privée qu'il faut tout d'abord s'adresser, pour aller vite et bien ; Nous avons déjà deux groupes importants qui ont attaqué de face ce péril national l'alcoolisme :

1° La ligue anti-alcoolique fondée à Nantes il y a 2 ou 3 ans avec de nombreux souscripteurs ;

2° Le groupe de la jeunesse socialiste présidé par M. Brunelière qui, s'adressant à l'élément jeune de la classe ouvrière, répandra dans ce milieu les bonnes paroles.

C'est donc dans le développement d'associations semblables, dans des conférences faites dans les écoles, dans des mandats imposés à nos députés pour obtenir des modifications budgétaires basées sur le dégrèvement des boissons fermentées naturelles et l'augmentation des droits sur l'alcool consommé, que l'on pourra obtenir une diminution de l'alcoolisme cause si évidente du développement de la tuberculose.

Je laisse à un de mes collègues le soin, au nom de notre œuvre, de faire connaître plus complètement les dangers de l'alcoolisme et ses rapports avec la tuberculose ainsi que les moyens d'en diminuer le danger.

Il résulte de ce que nous venons de dire :

1° Que la tuberculose est une maladie contagieuse ;

2° Qu'elle est une maladie évitable ; puisque nous pouvons nous-mêmes nous garantir de la contagion.

1° En apprenant à ne plus cracher et à se défier d'un crachat expectoré par un phtisique ;

2° En se souvenant qu'il faut boire du lait bouilli et manger de la viande cuite ;

3° En évitant les logements insalubres et les poussières sèches ;

4° En diminuant l'alcoolisme.

Ceci posé, nos deux premières propositions développées, il nous reste à aborder les moyens curatifs de la tuberculose.

3° *La tuberculose est curable.*

Pendant longtemps on a envisagé la tuberculose comme fatalement incurable, mais depuis 25 ans, ce fatal pronostic s'est bien modifié.

Le Dr Debove a écrit : il n'est pas un médecin qui n'ait par devers lui quelques exemples de phtisiques guéris. Qui n'a pas en effet entendu parler dans le courant de son existence d'un sujet toussant et crachant le sang, condamné par les médecins et aujourd'hui encore bien portant, 30 ou 50 ans après sa condamnation ?

Gueneau de Mussy a retrouvé bien portants des malades chez lesquels il avait constaté, 15 et 20 ans avant, des signes certains de phtisie avancée, des cavernes pulmonaires.

Bouchard — en 1888 — terminait son cours par ces paroles :

« Cette maladie qui s'acharne sur l'humanité est curable dans le plus grand nombre de cas. »

Jaccoud a écrit : La phtisie est curable dans toutes ses périodes. Mon très honoré maître, M. le Dr Hérard, publia en 1888 un traité sur la phtisie pulmonaire dans lequel il montra un des premiers la curabilité de cette affection ; c'était d'une grande audace pour l'époque. Mais il fut aussitôt suivi ; car plus tard Cornil, Charcot affirment aussi eux la cicatrisation possible de tubercule pulmonaire.

Grancher ajoute : c'est la plus curable des maladies chroniques.

Ces opinions si nettes, affirmées par la Clinique, publiées dans les traités de médecine des maîtres que nous venons de citer, sont appuyées par des faits indiscutables observés dans les autopsies et jamais l'anatomie pathologique n'a donné de preuves plus décisives de la guésison d'une maladie que celles qu'elle nous a données pour la phtisie pulmonaire.

Le célèbre anatomiste Cruveilhier affirme que les tubercules sont curables. En 1850, Natalis Guillot déclare que dans ses autopsies de vieillards pratiquées à Bicêtre il avait trouvé des tubercules pulmonaires guéris.

Letulle relève le résultat de 189 autopsies pratiquées à Saint-Antoine, il trouve seulement — 79 individus exempts de lésions tuberculeuses, 18 sont suspects mais — 92 ont des signes de tuberculose latente ou guérie et ainsi sur 189 autopsies — 79 sujets seulement étaient indemnes de toute atteinte de tuberculose et 92 présentaient des lésions guéries depuis un temps plus ou moins long.

M. Brouardel à cet égard s'exprime ainsi : « je trouve chez les individus autopsiés à la Morgue des lésions tuberculeuses anciennes et guéries, chez les individus âgés de plus de 30 ans, ayant séjourné quelques années à Paris, dans une proportion de 50 pour 100 et il ajoute : ces individus autopsiés à la Morgue, ou dans nos hôpitaux sont des individus qui certainement n'avaient pris pour se guérir aucune des précautions que nous imposons à nos malades. Malgré leurs habitudes hygiéniques déplorables, leur résistance personnelle a suffi. »

« Ces résultats anatomiques ont encore une autre signification; en effet ces lésions ne sont pas celles d'une phtisie au début, s'étant manifestée par de petits foyers disséminés; elles sont les cicatrices de vastes foyers, parfois de larges cavernes complètement guéries. »

En dehors des faits de guérison constatés plusieurs fois par des médecins qui, obéissant aux idées généralement adoptées dans le corps médical, considéraient ces malades guéris, comme des faits heureux, nous pouvons affirmer que des tuberculeux ont pu être guéris par l'emploi des agents thérapeutiques usités, associés à des sérums antituberculeux, mais les résultats obtenus sont loin d'être aussi nombreux que ceux que l'on obtient par l'association de ces agents thérapeutiques à l'action de la cure d'air, combiné à un régime hygiéno-diététique, tels que l'on pratique dans les sanatoriums d'Allemagne.

Ainsi dans notre pensée il est clair que nous ne voulons rien abondonner des agents thérapeutiques employés jusqu'à ce jour par tous les médecins, mais nous voulons que les malades puissent trouver dans les sanatoriums les moyens d'obtenir plus vite, en plus grand nombre, et plus complètement soit leur amélioration, soit leur guérison.

Citons tout de suite, avant de décrire ces établissements, les résultats obtenus :

Le Dr Sabourin, directeur du sanatorium français de Canigou, affirme que l'on peut guérir 80 pour 100 des tuberculeux, s'ils étaient soignés dès le début et s'ils suivaient une hygiène rigoureuse après leur sortie du sanatorium.

Le Dr Bauvalon, analysant la statistique d'un sanatorium allemand qui fonctionne à Rehburg (Hanovre), est arrivé également à un chiffre de 78 pour 100.

Le Dr Dettweiler, à Falkenstein, dit que 132 malades ont été renvoyés guéris de l'établissement de Falkenstein.

En 1886, dix ans après, le Dr Dettweiler a écrit à 99 de ces malades sortis depuis un temps variable de 3 à 9 ans, et reçut 98 réponses qui lui confirmèrent que sur ces 98 malades ayant répondu, 72 étaient guéris ; ce qui donne une moyenne de 72,5 pour 100 de guérisons véritables.

La cure hygiéno-diététique dans des établissements fermés, réservés aux phtisiques, fut instituée par Hermann Brehmer de Goerbersdorff qui établit son premier sanatorium en 1859.

Dettweiler, son élève, apporta quelques modifications à sa méthode.

En France, en Allemagne, en Angleterre, en Suisse, aux États-Unis, les pratiques de Brehmer et de Dettweiler comptent de nombreux partisans dans le monde médical et les sanatoriums pour le traitement des phtisiques payants se sont multipliés partout depuis quelques années, surtout dans les pays étrangers.

Cette méthode, dit le Dr Bauvalon, est, en Allemagne, connue depuis 40 ans ; elle n'a jamais été mise en défaut ; si bien qu'aujourd'hui elle n'est même plus discutée. Aussi on voit en :

Allemagne. . . .	21 sanatoriums payants.
— . . .	25 sanatoriums gratuits pour ouvriers.
Angleterre. . .	17 hôpitaux exclusivement réservés aux tuberleux payants et sanatoriums payants.

Angleterre. . .	5	hôpitaux spéciaux gratuits.
Écosse. . . .	2	hôpitaux gratuits, mais spéciaux.
Irlande. . . .	2	*Id.*
Autriche. . . .	1	sanatorium gratuit.
Hongrie. . . .	1	*Id.*
Belgique. . . .	2	*Id.*
Danemark. . .	4	*Id.*
Hollande. . . .	1	*Id.*
Italie.	1	*Id.*
Norvège. . . .	5	*Id.*
Russie. . . .	12	*Id.*
Suisse. . . .	3	sanatoriums payants.
—	5	sanatoriums gratuits.

Nous parlerons dans un instant de ce qui s'est fait en France :

Mais expliquons préalablement les principes généraux sur lesquels sont fondés la méthode de Brehmer et le traitement dans les sanatoriums.

Son élève Dettweiller a disposé ainsi les principes de cette méthode :

1° Un phtisique est un individu en déchéance organique et ne devient la proie du bacille de Koch que si son organisme périclite pour une cause quelconque (action des logements insalubres, de l'alcoolisme), alors si on relève cet organisme il est encore capable d'être vainqueur dans la lutte (voir les autopsies de Letulle et de Brouardel).

Le Dr Sabourin a alors posé les véritables bases du traitement en disant :

« Le budget organique du tuberculeux doit toujours être en excédant de recettes). »

Le traitement au sanatorium va donner alors cet excédant de recettes) :

1° En augmentant les apports (c'est la cure d'alimentation et la cure d'air) ;

2° En diminuant les pertes (c'est la cure de repos).

Cure d'alimentation. — Pour se guérir il faut qu'un phtisique se nourrisse abondamment. Ma cuisine, disait Dettweiler, c'est ma pharmacie. Aussi, dans les sanatoriums, le régime alimentaire imposé aux malades est-il le sujet de soins constants et journaliers de la part du médecin. Nous ne décrirons pas ici les détails de cette alimentation qui doit être toujours placée sous la direction du médecin. Mais j'en signale toute l'importance.

Cure d'air. — On connaît depuis longtemps la valeur de la cure d'air et depuis longtemps on envoie ceux qui le peuvent, séjourner dans un pays à air pur et à climat doux pour leur permettre de jouir d'une façon plus complète de la vie au grand air. Ne sait-on pas en effet que l'air confiné renferme des produits d'excrétion, soit de la surface pulmonaire, soit de la surface cutanée, très toxiques?

Aussi dans les sanatoriums, la cure d'air doit être continue et ne s'interrompre ni jour, ni nuit. De là, la nécessité d'établir des bâtiments spéciaux, ayant des galeries et des pavillons permettant l'aération jour et nuit.

Les pavillons et les galeries sont disposés de façon à s'ouvrir à volonté vers le Nord ou vers le Sud.

C'est dans ces galeries ou pavillons que le malade étendu sur une chaise-longue à inclinaison variable doit passer sa journée entière, presque couché. Cette cure d'air, pendant le jour, doit commencer, aussitôt après le premier déjeuner de 9 heures du matin à 10 heures du soir et n'être interrompue que par le temps passé dans la salle à manger, aux heures de repas, souvent pris en commun.

Enveloppés, des pieds à la tête, de couvertures, les malades supportent facilement pendant 10 à 11 heures des froids en hiver de 12° (Dettweiler). En Norwège, Andvord fait faire la cure d'air pendant 5, 7, 9 heures à des froids de 25° — à Davos, les malades sont toute la journée à 20°.

Pendant la nuit, la cure d'air se prolonge par l'aération continue de la chambre dont on gardera les fenêtres ouvertes. Les fenêtres sont munies de crochets pour qu'elles restent ouvertes au degré voulu quand le malade est au lit.

Les vêtements sont réglés par le médecin et remplissent le but suivant ses indications de protéger le malade contre le froid.

A ces principes généraux s'ajoutent des détails importants que le médecin règle ainsi que les exercices, promenades, dirigés par le médecin.

Cure de repos. — Nous avons dit qu'il fallait que le tuberculeux se reposât pour dépenser moins, mais un excès de repos, en ralentissant les échanges organiques, serait aussi préjudiciable qu'un excès d'exercice.

Pour obtenir le repos physique, le malade doit obéir strictement au médecin qui seul doit régler les exercices physiques, promenades à durée et étendue variables et avec une progression définie.

A ce repos physique il faut joindre le repos intellectuel et moral — mais ce repos moral et intellectuel ne veut pas dire ennui — de là, pour les indigents, nécessité de leur procurer la quiétude pour l'entretien de leur famille soutenue par un comité de protection.

Mais ces conditions essentielles : — cure d'alimentation, — cure d'air, cure de repos ne peuvent être obtenues que dans des établissements spéciaux nommés sanatoriums.

Qu'est-ce qu'un sanatorium ? — C'est un établissement spécial, habité seulement par des tuberculeux, dirigé entièrement, exclusivement par un médecin, fermé, — discipliné, — aseptique.

Fermé — pour éviter la propagation du bacille.

Discipliné — car le médecin doit être le chef absolu du régime.

Aseptique — pour éviter aux gens de service la contagion.

Ces 3 règles sont parfaitement appliquées.

Son emplacement. — Ils sont situés aux altitudes les plus diverses, entre 150 mètres au-dessus du niveau de la mer (Rehburg) et 1 856 mètres (Arosa).

Arcachon qui se rapproche beaucoup d'un sanatorium est situé au niveau de la mer.

Comme dans tous ces établissements, en Allemagne et ailleurs, les succès obtenus, quelle que soit l'altitude de la station, sont, à peu de choses près, identiques, il semble que la question de l'altitude, comme agent curatif, soit résolue.

Il ne s'agit point, en effet, pour guérir un tuberculeux, d'aller chercher un air raréfié ou les propriétés particulières de l'atmosphère des hautes montagnes ; il s'agit de vivre à l'air libre, très pur cependant, dans les meilleures conditions hygiéniques, en même temps que de se soumettre à une abondante alimentation.

Aussi les auteurs les plus modernes n'accordent au climat et à l'altitude qu'un intérêt secondaire ; il ne faut pas en faire un spécifique; en effet, les sanatoriums sont établis dans les climats les plus variés; mais on doit ajouter que ceux qui sont établis dans les climats agréables rendent plus facile et plus supportable la cure à l'air libre.

Partout, du moment où des installations spéciales seront établies permettant aux malades de se tenir à l'air libre pendant les plus mauvais temps, la cure d'air peut se faire et les résultats obtenus ne sont point inférieurs à ceux qui appartiennent aux climats les plus favorisés.

La question d'altitude, ou de climat, ou de montagne, peut avoir de l'importance pour les malades riches qui peuvent consacrer leur temps et leur argent pour améliorer leur santé, mais pour les tuberculeux sans fortune on peut dire qu'elle n'existe pas.

En effet, comment envoyer un malade indigent dans un sanatorium d'altitude, s'il ne peut, à sa sortie, reprendre ses occupations, sans passer par une nouvelle période de repos exigée par son passage d'une altitude à une autre, qui sera celle de sa résidence habituelle?

Le Dr Beauvalon a écrit: En considérant les résultats obtenus par les différents sanatoriums dont l'un d'eux, peut-être, le plus célèbre, celui de Falkenstein, situé à 400 mètres au-dessus du niveau de la mer, ne participe en aucune façon du climat d'altitude, nous devons conclure que l'altitude n'influe pas d'une façon assez marquée sur le cours de la tuberculose pulmonaire, pour qu'on doive réserver aux altitudes élevées l'emplacement du sanatorium *et qu'on peut guérir ces malades à toutes les hauteurs, pourvu que l'on leur fasse suivre le régime phtisio-hygiénique moderne.*

Mais avant tout, il faut rechercher la pureté absolue de l'air, tant au point de vue des germes que des poussières. Aussi faut-il les placer toujours en dehors des grandes agglomérations humaines, loin des usines et des routes fréquentées.

Ainsi Falkenstein est à 20 kilomètres de Francfort, dans un petit village sans mouvement, entouré d'un parc qui ne borde aucune route passagère.

Hohenhonnef, Reiboldsgrün sont absolument seuls.

Leysin peut être encore plus isolé.

Mordrach au fond d'une gorge de la Forêt Noire.

Dans tous ces villages, pas de commerce, pas de passage fréquent de voitures, alors aucune cause pour soulever les poussières.

Partout, dans tous, existe la même préoccupation pour éviter les poussières, toute fumée. On recherche cette pureté particulière de l'air pour éviter aux malades l'irritation produite sur les bronches par les particules de poussières, occasionnant des toux irritantes et fatigantes. — Peut-être aussi ces particules, par les lésions qu'elles déterminent sur leur passage, peuvent-elles préparer la voie et le terrain pour l'installation consécutive du bacille ?

Donc il est de toute nécessité de les éviter, en fixant l'emplacement d'un sanatorium à la campagne, dont l'air est pur, en un point assez éloigné d'un grand centre habité.

Le Dr Blumenfeld donne les conclusions suivantes dans son étude sur les sanatoriums :

Le résultat général de nos observations prouve que ce sont les contrées tempérées, sans hivers trop froids, sans étés trop chauds, qui répondent le mieux à nos desiderata ; aussi, chez les étrangers, la plupart des sanatoriums sont-ils placés dans des régions semblables. Dans ces établissements le malade peut passer la bonne comme la mauvaise saison, sans se soucier des variations météorologiques locales qui n'influent que d'une façon peu marquée.

Avec Dettweiler, Blumenfeld ajoute : la température, la pression barométrique, l'état du ciel, les différences de température, la quantité d'eau tombée (pluie, neige, grêle), ont une influence à peine sensible sur l'état du malade. Mais les vents, surtout s'ils sont violents, ont une action défavorable ; les vents d'Est, secs et froids, sont particulièrement à redouter. Voici pourquoi :

L'action des vents violents est double :

Mécaniquement, ils portent préjudice à la respiration et empêchent les inspirations profondes.

Par leur influence sur la peau. — Le manteau d'air chaud, dont l'organisme s'environne, sera vite enlevé par un vent un peu vif, si bien que le corps devra produire une plus grande quantité de chaleur, ce qui lui donne l'occasion de se refroidir.

C'est donc contre l'action de ce vent violent d'Est, que nous aurons surtout à nous prémunir, quand nous déciderons l'emplacement de notre premier sanatorium ; aussi nous n'oublierons pas l'action préventive du voisinage des forêts, des bois, qui forcent le vent à contourner et mettront les bâtiments à l'abri ; tels sont surtout les bois de sapin qui ont non seulement un rôle protecteur contre le vent, mais aussi contre le soleil. — Mais, ajoutons, le bois de sapin n'est pas indispensable, puisqu'il n'y en a pas à Falkenstein.

Du terrain. — Nous voyons bien des couches géologiques différentes constituer les divers sols sur lesquels les sanatoriums ont été élevés, mais partout on a recherché la perméabilité qui permet un rapide écoulement des eaux que l'on favorise même par un drainage pour éviter la stagnation d'eaux qui peut-être pourraient amener des complications paludiques.

Ainsi :

Pureté de l'air, protection contre le vent, sous-sol perméable, éloignement relatif des villes, surtout pour les indigents afin de permettre des relations entre les malades et leur famille.

Conditions faciles à rencontrer partout.

Cependant que faisons-nous en France ?

Après l'envoi d'une délégation officielle, au Congrès de la tuberculose à Berlin qui fut l'apothéose des sanatoriums, une commission extra-parlementaire fut nommée et son président, M. Brouardel, a formulé, dans un remarquable travail, des conclusions que nous serions heureux de voir réaliser par les pouvoirs publics ; mais comme en attendant leur réalisation, la mortalité en France par tuberculose reste toujours très considérable, de tous côtés l'initiative privée a pris les devants ; ainsi nous voyons :

A Bordeaux. — Réunir 60 000 francs pour établir un sanatorium.

A Cannes. — Une colonie agricole se fonder par le Dr Vandremer.

Au Havre. — Création d'un service d'isolement.

Au Mans. — Il existe un mouvement en faveur de l'idée de défense.

A Nancy. — La région va être bientôt dotée d'un sanatorium.

Orléans. — A suivi l'impulsion du corps médical.

A Rouen. — La lutte est menée contre la phtisie et la tuberculose.

A Bourges. — L'opinion publique s'émeut.

Arcachon. — Possède un sanatorium.

Ormesson. — Existe une œuvre remarquable des enfants tuberculeux, dirigée par le Dr L. Petit.

A Villepente. — Nous trouvons une œuvre, qui, depuis 10 ans, a secouru 8 994 malades.

A Lyon. — Quelques jours nous séparent de l'inauguration d'un magnifique sanatorium, situé à Hauteville, disposé pour 110 lits.

Voilà ce qu'a fait l'initiative privée, resterons-nous, à Nantes, à attendre la création d'œuvres semblables pour la guérison de nos tuberculeux ? Non, il faut savoir agir par l'initiative privée et plus tard quand l'œuvre sera commencée les pouvoirs publics pourront nous aider. — Comparons en effet ce qui s'est passé pour Angicourt et Hauteville, — dit M. le Dr Paul Reille.

A Lyon, la Société du sanatorium lyonnais s'est organisée en 1897. En 1898, 800 000 francs ont été recueillis, les constructions sont faites et l'ouverture va avoir lieu prochainement en 1900 pour 110 lits.

A Paris, le Conseil municipal de Paris vote en 1894, à la suite du rapport de M. Strauss, 700 000 francs, pour créer un sanatorium de 104 lits à Angicourt, 500 000 francs ont été de nouveau votés et ce sanatorium, réservé aux femmes, vient seulement d'être ouvert.

Ainsi les pouvoirs publics demandent 6 ans pour édifier avec 1 200 000 francs un sanatorium de 104 lits, tandis qu'à Lyon, 2 ans ont suffi avec 800 000 francs fournis par l'initiative privée pour élever l'établissement d'Hauteville avec 110 lits.

Depuis longtemps et aujourd'hui encore, les conditions hygiéniques pour les indigents tuberculeux sont déplorables ; l'hôpital ordinaire est leur seule ressource, et après ce que nous venons de dire sur la nécessité d'établir pour eux un traitement hygiéno-diététique, exigeant une cure d'alimentation, une cure d'air, une cure de repos, on les place dans une salle commune à l'hôpital, avec d'autres malades qu'ils contaminent le plus souvent, n'ayant que la nourriture ordinaire de l'hôpital, qui est loin d'exciter leur appétit, et d'apporter de l'amélioration à leur déchéance organique ; aussi tous les médecins des hôpitaux réclament-ils avec énergie des salles réservées aux tuberculeux dans lesquelles ils trouveraient l'isolement et un régime spécial. Certes, dans l'état actuel le tuberculeux riche peut se soigner, se guérir, mais le tuberculeux indigent n'aura que l'hôpital ordinaire comme moyen curatif. Cet état de choses ne peut se prolonger, car celui qui vit de son travail et constitue le capital social, la richesse du pays, ne peut, en présence des données scientifiques modernes, rester voué à la mort par suite de l'insuffisance des moyens curatifs mis à sa disposition.

Rochard parlant de l'âge moyen des victimes de la tuberculose, du capital dépensé pour les amener à cet âge, c'est-à-dire jusqu'au moment où la plupart d'entre elles allaient être en mesure de rendre productif le capital engagé, estime la dîme annuelle prélevée sur notre pays à 500 984 150 francs, c'est-à-dire au 5/6 de la perte totale infligée par l'ensemble des maladies contagieuses.

Il est alors très important de se rappeler la nature contagieuse de la tuberculose. En effet, un indigent tuberculeux non guéri est un agent de contagion qui portera partout, dans toutes les classes de la société, les germes qu'il expectore. Aussi on peut dire que la tuberculose nous guette tous, et qu'il est de notre devoir, même de notre propre intérêt, d'apporter le plus largement possible, le plus généreusement, notre concours à la création d'une œuvre ayant le noble but de guérir nos semblables indigents et de nous préserver en même temps.

Regardez autour de vous, autour des vôtres, dans la rue, à l'école, dans l'atelier, dans nos réunions civiles et religieuses, le danger possible qui peut vous atteindre à chaque instant ; vous nous aiderez alors à atteindre le but que nous vous signalons et qui est placé sous le patronage du corps médical entier.

Le Dr Legendre développe, avec raison, la nécessité de créer des petits sanatoriums. Multipliez-les, même dans le même terrain de façon à pouvoir établir, dans chaque petit sanatorium, une sélection de malades, c'est-à-dire les classant suivant le degré de leurs lésions. Aussi pensons-nous que le premier sanatorium à établir devrait etre de 50 lits : 25 hommes, 25 femmes et construit de façon que le service puisse facilement faire, par la suite, face aux exigences provoquées par la création d'un second pavillon de 50 lits, et ainsi de suite.

Nous ne voulons pas faire tout d'une pièce quelque chose de monumental, nous nous bornons à créer un embryon dans des conditions de viabilité propre à assurer son développement au fur et à mesure que ses effets heureux seront démontrés dans la suite.

L'expérience faite pour les riches dans les sanatoriums allemands nous a montré à mieux soigner les indigents tuberculeux, et il est possible que le sanatorium nouveau, que nous voulons voir se multiplier soit comme œuvre privée, soit comme œuvre départementale ou municipale, au profit des indigents, nous apprenne à améliorer le fonctionnement des établissements créés pour les riches, il en résultera cette belle pensée humanitaire, que nous développions à l'inauguration de l'Institut Verneuil. L'argent du riche a fondé Pembron, mais en récompense les résultats donnés par le traitement sur les pauvres ont fondé l'asile pour les riches. Il en sera de même dans le sanatorium pour indigent. Créé par l'argent du riche, il ira porter l'expérience et l'amélioration dans celui réservé aux riches. Et ainsi la loi de la solidarité humaine s'affirmera encore.

Nous croyons avoir démontré la nécessité de la création dans notre département d'un sanatorium uniquement réservé aux tuberculeux indigents de notre région ; mais la réalisation d'un pareil désir est-elle possible ? d'abord en raison du choix de l'emplacement, ensuite en raison des ressources à trouver?

Emplacement : Suivant les renseignements qui nous ont été donnés par M. Olive, agent-voyer, inspecteur de notre département, nous trouvons des terrains situés :

1° Sur le sillon de Bretagne, route de Vannes, entre Sautron et Savenay. Sautron : altitude 65 mètres ; 11 kilomètres de Nantes ;

2° Au Nord de Saint-Étienne-de-Mont-Luc : altitude 86 mètres ; 4 kilomètres de la gare de Saint-Étienne-de-Mont-Luc ;

3° Au Temple : altitude 84 mètres ; à 6 kilomètres de la gare de Cordemais ;

4° Au Nord de Malleville : altitude 81 mètres ; 8 kilomètres de la gare de Savenay (boisé) ;

5° Au Nord de Savenay : altitude 80 mètres ; à 2 kilomètres et demi de la gare de Savenay, entre Nozay et Guémené ;

6° A l'Ouest de Nozay : altitude 96 mètres ; à 3 kilomètres de la gare de Nozay (boisé) ;

7° Au S.-O. de Marsac, à la Mériais : altitude 90 mètres ; à 5 kilomètres de la gare de Nozay et à 4 kilomètres de la forêt du Gavre ;

8° Près de Guénouvay : altitude 83 mètres ; à 9 kilomètres de la gare du Gavre et à 2 kilomètres de la forêt du Gavre ;

9° A l'Ouest de la Meilleraie. Forêt de l'Arche : altitude 87 mètres ; 6 à 10 kilomètres de la gare d'Abbaretz ;

10° A l'Est de la Meilleraie. Forêt d'Ancenis : altitude 83 mètres ; à 8 kilomètres de la gare de Braillé ;

11° Au Nord du Cellier. Forêt du Cellier : altitude 88 mètres ; à 5 kilomètres de la Loire et de la gare de Clermont ; à 2 kilomètres de la gare de Saint-Mars-du-Désert ;

12° A Saint-Herblon : altitude 82 mètres ; à 4 kilomètres de la Loire et de la gare d'Anetz ;

13° Au Sud de la Remaudière : altitude 99 mètres ; à 1 kilomètre et demi du bourg et à 3 kilomètres de la gare de la Remaudière ;

14° Au Nord de Vallet : altitude 99 mètres ; à 6 kilomètres du bourg et à 5 kilomètres de la gare de la Remaudière ;

15° Au N.-E. de Legé, à 5 kilomètres du bourg : altitude 69 mètres ; à la Gauchonnière à 5 kilomètres 1/2 de la gare de Legé ;

16° A la Sicaudais, commune d'Arthon : altitude 60 mètres ; entre la Loire et l'océan, 12 kilomètres environ, gare de la Sicaudais.

Ainsi dans notre département, à une certaine distance de Nantes nous trouvons 16 emplacements, à altitude suffisante, à air pur, dans lesquels le Comité médical pourra faire un choix pour établir un sanatorium dans toutes les meilleures conditions.

Mais comment nous procurer l'argent nécessaire pour construire, pour entretenir et faire vivre les malades admis ?

Il est d'abord nécessaire, avant d'aborder cette question d'examiner notre situation et le motif qui nous a déterminé à vous entretenir de la solution de ce grave problème : *Lutter contre la tuberculose. En diminuer le chiffre de mortalité. Supprimer les causes de son extension et enfin guérir ceux qui en sont atteints :* voici notre situation et nos motifs.

J'ai dit en commençant qu'un de nos concitoyens, frappé du chiffre toujours croissant de la mortalité en France par la tuberculose, a voulu, dans la mesure de ses ressources financières, créer un sanatorium pour la combattre et, en nous faisant part de son idée généreuse, il nous a invité à lui préparer un plan d'ensemble pour la création de ce sanatorium.

Comprenant l'opportunité incontestable de cette proposition, nous avons accepté avec empressement d'être son collaborateur, mais en nous mettant à l'œuvre nous nous sommes aperçu que nous faisions fausse route. En effet : admettez que ce sanatorium ait été construit avec les fonds de ce bienfaiteur anonyme. Les services sont prêts à fonctionner, le terrain est acheté, les pavillons sont organisés, les malades vont y entrer. Mais qui va maintenant continuer à alimenter les dépenses pendant plusieurs mois, plusieurs années ?

Le don offert par ce bienfaiteur est considérable, mais il finira par s'épuiser. Alors, si nous sommes livrés à nos seules ressources, au bout d'un certain temps, le sacrifice considérable qui aura été fait sera perdu et notre tentative ayant échoué il est à craindre que dans l'avenir elle ne se reproduise plus ; d'un autre côté, remarquez que certaines sommes seront encore nécessaires pour soutenir les familles privées du chef, lequel doit les quitter à un moment où il pourrait encore, quoique malade, subvenir dans une certaine mesure à leurs besoins. Ainsi donc, malgré la générosité de notre concitoyen, son sacrifice sera presque inutile, si nous ne lui venons pas en aide en lui apportant notre obole.

Certes l'œuvre que nous entreprenons ne fera pas disparaître tout à coup les causes signalées de la tuberculose, ne guérira pas immédiatement tous les tuberculeux indigents de notre département, mais peu importe que nous ayons agi dans une sphère modeste, si les résultats obtenus sont réels ; cet ami de l'humanité aura ainsi contribué à fonder une œuvre admirable et nous, vous, ses collaborateurs vous aurez réalisé l'idée la plus noble et la plus humanitaire de notre société moderne. C'est à cette œuvre que nous appellerons l'*Œuvre antituberculeuse*, ayant pour but la lutte contre la tuberculose que nous vous prions d'apporter votre concours le plus pressant et le plus complet. En effet : A la création de ce sanatorium que nous considérons comme étant le moyen défensif le plus énergique de l'œuvre antituberculeuse, nous croyons que pour réaliser complètement la défense il faudra lui adjoindre une société ayant pour but l'améliorations des logements insalubres, developper la Ligue anti-alcoolique, créer également une association ayant pour but de répandre dans toutes les classes, les notions scientifiques nécessaires pour combattre la tuberculose, soit par des conférences, soit par des brochures, soit par des cours d'hygiène élémentaire dans toutes les écoles.

Dans l'organisation complète de cette œuvre, embrassant tous les moyens de défense contre ce fléau social, les idées les plus généreuses, les plus nobles, les plus élevées de l'esprit humain moderne y trouveront leur satisfaction. Aussi à tous, sans exception, en présence de ce danger national, nous demandons votre participation la plus dévouée. A vous, chrétiens, la charité, émanation divine, vous l'ordonne. Vous travailleurs mutualistes, vous devez comprendre que la mutualité vous l'impose comme un devoir de la philosophie actuelle et enfin tous, nous devons nous souvenir que la solidarité régit tous les rouages de notre corps social et que tous nous sommes solidaires du bien ou du mal fait par nos institutions sociales.

Dr G. Bertin.

Nantes, 20 octobre 1900.

CHARTRES. — IMPRIMERIE DURAND, RUE FULBERT.

RÉDIGÉ PAR :

MM	MM.	MM.
Dupeux (Bordeaux).	Vidal (Hyères).	Letulle (Paris)
Durand —	Arloing (Lyon).	Léon Petit. —
Mongour —	Dumarest (Hauteville).	Ch. Leroux —
Vaudremer (Cannes).	Guinard —	Merklen —
Dieterlen —	Jonnart. —	Faivre —
Ausset (Lille).	Bar (Nice).	Romme —
Denance (Orléans).	Spillmann (Nancy).	Le Gendre —
Pilate —	Hausalter —	Ribard —
Beaurieux —	Simon (Semur).	A.-J. Martin —
Poix (Mans).	Halipré (Rouen).	Faisans —
Frottier (Le Havre).	Nicolle —	Jacquet —
Sorel —	Landouzy (Paris).	Gouël —
Gaulthier (Marseille).	Plicque —	Verhaeren (Alger).
Oddo.	Weill-Mantou (Paris).	

Nota. — Nous prions instamment toutes les personnes qui remarqueraient un oubli ou une omission dans notre publication, de vouloir bien nous les signaler. Nous désirons avant tout ne froisser aucune susceptibilité et donner à chacun la part de mérites qui lui revient.

FONDÉ SOUS LE PATRONAGE DE :

MM. Pr **Arloing,** professeur à l'Université de Lyon, membre correspondant de l'Institut, directeur de l'École vétérinaire de Lyon.
Armaingaud, président de la ligue contre la Tuberculose.
Pr **Brouardel,** membre de l'Institut, doyen de la Faculté.
Dr **Hérard,** membre de l'Académie de médecine.
Pr **Landouzy,** membre de l'Académie de médecine.
F. Mangini, président de l'Œuvre du Sanatorium Lyonnais.
Henri Monod, membre de l'Académie de médecine.
Dr **Peyrot,** membre de l'Académie de médecine.
Pr **Potain,** membre de l'Institut.
Eugène Richard, professeur d'hygiène au Val-de-Grâce.
Sabran, président de la Commission des hospices de Lyon, président d'honneur de l'œuvre du Sanatorium Lyonnais.
Dr **Vallin,** médecin inspecteur des Armées, membre de l'Académie de médecine.

NOTA. — **L'œuvre antituberculeuse** *étant un journal de propagande acceptera avec reconnaissance toutes les demandes d'abonnement qui lui seront faites.*

Le produit de ces abonnements sera intégralement employé à accroître le rayon d'action du journal.

Toute personne qui, par l'intermédiaire du journal, versera à l'une des œuvres ci-dessus énoncées une somme supérieure à 10 fr. recevra un abonnement gratuit.

CHARTRES. — IMPRIMERIE DURAND, RUE FULBERT.

www.ingramcontent.com/pod-product-compliance
Ingram Content Group UK Ltd.
Pitfield, Milton Keynes, MK11 3LW, UK
UKHW022152190726
13855UKWH00004B/1441

9 782013 041409